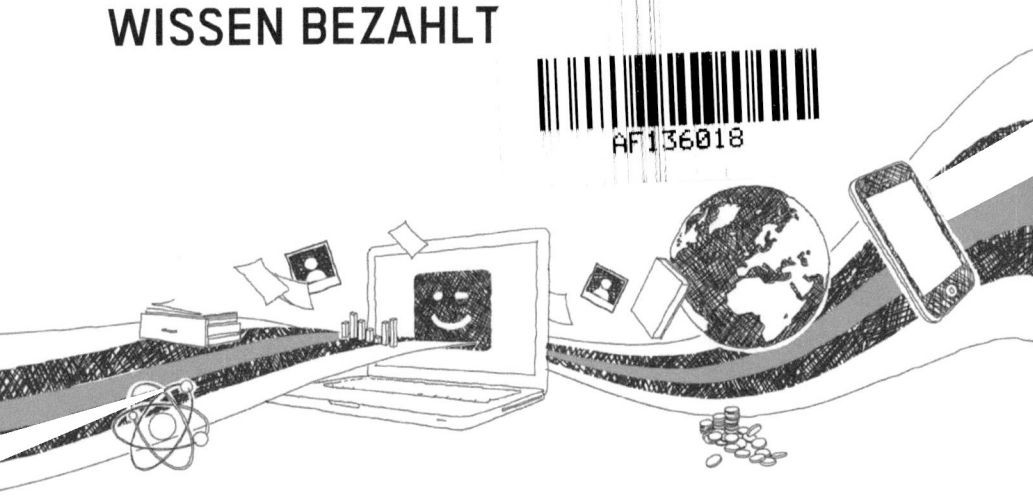

Bibliografische Information der Deutschen Nationalbibliothek:

Die Deutsche Bibliothek verzeichnet diese Publikation in der Deutschen National-
bibliografie; detaillierte bibliografische Daten sind im Internet über http://dnb.d-
nb.de/ abrufbar.

Impressum:

Copyright © 2018 GRIN Verlag
Druck und Bindung: Books on Demand GmbH, Norderstedt Germany
ISBN: 9783346160539

Dieses Buch bei GRIN:

https://www.grin.com/document/542495

Marie Albrecht

Sind hohe Kosten im Gesundheitswesen eine Frage des Alters?

GRIN Verlag

GRIN - Your knowledge has value

Der GRIN Verlag publiziert seit 1998 wissenschaftliche Arbeiten von Studenten, Hochschullehrern und anderen Akademikern als eBook und gedrucktes Buch. Die Verlagswebsite www.grin.com ist die ideale Plattform zur Veröffentlichung von Hausarbeiten, Abschlussarbeiten, wissenschaftlichen Aufsätzen, Dissertationen und Fachbüchern.

Besuchen Sie uns im Internet:

http://www.grin.com/

http://www.facebook.com/grincom

http://www.twitter.com/grin_com

Einsendeaufgaben

Modul: Sozial- und Gesundheitspolitik

Alternative C

Versendet zum Prüfen am: 29.11.2018

SRH Fernhochschule Riedlingen

Studiengang: Gesundheitsmanagement

Von

Name: Marie Albrecht

Inhaltsverzeichnis

Aufgabe C1 3

  1. Aufgabestellung 3

  2. Einleitung 3

  3. Theorien zu Veränderung des Gesundheitszustandes bei Erhöhung der Lebenserwartung 4

    3.1. Die Morbiditätskompressionsthese 4

      3.1.1. Voraussetzungen der Kompressionsthese 5

      3.1.2. Medizinische bzw. epidemiologische Belege der Kompressionsthese 5

    3.2. Die Morbiditätsexpansionsthese (Medikalisierungsthese) 7

  4. Fazit 7

Aufgabe C2 8

  1. Aufgabestellung 8

  2. Einleitung - Allgemeines zur Gesundheitsberichterstattung des Bundes 8

    2.1. Risikoberichterstattung 9

    2.2. Krankheitsberichterstattung 10

    2.3. Versorgungsberichterstattung 10

    2.4. Politikberichterstattung 11

    2.5. Wichtige Datenquellen für eine Gesundheitsberichterstattung 11

  3. Robert-Koch-Institut 11

  4. Statistisches Bundesamt 13

  5. Das Informationssystem der Gesundheitsberichterstattung des Bundes 13

  6. Fazit 14

Aufgabe C3 15

  1. Aufgabestellung 15

  2. Einleitung - Sozial- / Wohlfahrtstaat 15

  3. Sozial- / Wohlfahrtsstaatenmodelle 16

    3.1. Die konservativen Sozial-/Wohlfahrtstaaten 16

    3.2. Die Sozialdemokratische Sozial-/Wohlfahrtstaaten 17

    3.3. Die liberale Sozial-/Wohlfahrtstaaten 17

  4. Fazit 17

  Literaturverzeichnis 18

  Internetquellenverzeichnis 19

  Abbildungs- und Tabellenverzeichnis 19

Aufgabe C1

1. Aufgabestellung

Gesundheit und Gesellschaft: Hohe Kosten im Gesundheitswesen - Nur eine Frage des Alters? Gehen Sie bei Ihren Erörterungen auch auf die Medikalisierungs-These (Extensions-These) und die Kompressions-These (Morbidität) näher ein.

2. Einleitung

Ein Individuum verbringt sein Leben idealtypisch in zwei sich einander ausschließenden Zuständen, im Zustand der Gesundheit und im Zustand der Krankheit bzw. Morbidität. An dieser in dieser Arbeit spielt es keine Rolle ob es sich um eine akute oder chronische, bis ans Lebensende andauernde, Morbidität handelt. Im Laufe der Zeit kann es nun zu Verschiebungen zwischen diesen beiden Zuständen kommen. Die Schaffung und Erhaltung gesunder Lebenswelten und die Gewährleistung einer hochwertigen Versorgung im Krankheitsfall sind zwei essentiell wichtige Handlungsfelder der öffentlichen Gesundheit die zunehmend eine finanzielle Herausforderung für das Gesundheitssystem und die Gesundheitspolitik bedeuten.

Ein hohes Alter in guter Gesundheit zu erreichen ist ein hohes individuelles und gesellschaftliches Ziel. In Gesundheit lassen sich die Alltagskompetenzen aufrechterhalten, die ein selbständiges und selbstverantwortliches Leben mit eigenen Zielen ermöglichen. Die Grundlagen für ein gesundes Altern werden früh im Lebensverlauf gelegt, dennoch wird der Gesundheitszustand jedes Einzelnen von verschiedene Aspekten und Umständen entscheidend beeinflusst. Der Erhalt guter Gesundheit im Alter ist also individuell und kann entsprechende Konsequenzen für die gesellschaftlichen und auch persönlichen Ausgaben haben. Das deutsche Gesundheitssystem zeichnet sich im internationalen Vergleich durch einen guten Zugang zur Gesundheitsversorgung, einen umfassenden Leistungskatalog und einem hohen Versorgungsstandard aus. Ein im Jahr 1910 in Deutschland geborener Junge hatte nur eine durchschnittliche Lebenserwartung von 47 Jahren, ein Mädchen von 51 Jahren vor sich. Heute wird dagegen mit 77 bzw. 82 Jahren gerechnet. Während heute die Altersjahrgänge von 40 bis 45 sowie von 45 bis 50 Jahren am stärksten besetzt sind, werden es 2060 voraussichtlich die von 70 bis 75, gefolgt von denen im Alter von 60 bis 65 und 65 bis 70 Jahren sein.[1] Durch ständig verbesserte Versorgung, steigenden Lebensqualität und damit verbundenen hohen Lebenserwartung sind natürlich auch die Zahlen von älteren und chronisch erkrankten Menschen gestiegen. Dies bedeutet eine höhere Inanspruchnahme medizinischer Leistungen, was wiederum zwangsläufig die Kosten im Gesundheitswesen steigen lässt. Viele Gesundheitsökonomen warnen aus diesem Grund schon seit Jahren vor einer „Kostenexplosion".

Doch es gibt auch verschiedene andere Aspekte, denen in diesem Zusammenhang Relevanz zugemessen wird, teilweise sogar mit mehr Relevanz als der demografischen Entwicklung. Dazu zählen der medizinisch-technische Fortschritt, die damit verbundene bildgebende

---

[1] Statistisches Bundesamt; 2012; S.1 (Gesundheit im Alter)

Diagnostik und (manchmal unnötige) OP Eingriffe, die Teuerung (aufgrund der Inflation), der rechtliche Rahmen, Leistungs- und Zugangsausweitungen und die Morbiditätsentwicklung und nicht zuletzt auch der starke Einfluss der sozialen Lage auf die Gesundheit, um nur einige zu nennen.[2]

3. Theorien zu Veränderung des Gesundheitszustandes bei Erhöhung der Lebenserwartung

Nichts desto trotz sind die immer höhere Kosten in Gesundheitswesen größtenteils der Alternde Gesellschafft zuzuordnen. In diesem Zusammenhang werden in der vorliegenden Arbeit zwei konkurrierende Theorien zu Veränderung des Gesundheitszustandes bei Erhöhung der Lebenserwartung erklärt und diskutiert. Es handelt sich dabei um die Kompressions- und die Medikalisierungsthese auf welche in dieser Aufgabebearbeitung näher eingegangen werden soll. Diese beiden Thesen beschreiben in ihrer ursprünglichen Definition nur die Veränderungen im Bereich der Lebensqualität und damit die Veränderung des Gesundheitszustandes. Beide Thesen sind in diesem Bereich partiell bestätigt worden.

3.1. Die Morbiditätskompressionsthese

Die Kompressionsthese geht davon aus, dass die Menschen mit steigender Lebenserwartung bis ins hohe Alter weitgehend gesund bleiben. Danach komprimieren sich Krankheit und Behinderung in die Zeit vor dem Tod. Als Begründer dieser Theorie gilt Fries (1980)[3] der behauptet, dass die Menschen im jungen und mittleren Alter immer gesünder werden und die Krankheit sich nur kurz vor dem Tod einstellt. Die Menschen verbringen danach einen immer kürzer werdenden Zeitraum in Krankheit. Die durch eine höhere Lebenserwartung gewonnenen Jahre werden so vornehmlich in Gesundheit verlebt. Einzelne Vertreter der Kompressionsthese führen an, dass die demographische Entwicklung durch die Kompression der Krankheit vor dem Tod zu – im extremsten Fall – keiner Auswirkung auf die Gesundheitsausgaben führt.[4]

Die Kompressionsthese wird in einigen Studien belegt wie z.B. Studien von Graham et al. (2004) für Neuseeland; Hansen-Bronnum (2005) für Dänemark; Doblhammer und Kytir (2001) für die Österreichische Bevölkerung usw.[5] Zusammenfassend lässt sich sagen, dass viele Studien die die Lebensqualität der Personen betrachten, eine Kompression der Morbidität feststellen. Folglich wird diese positive Entwicklung der Lebensqualität also mit geringeren Gesundheitsausgaben in Verbindung gebracht.[6] Eine sehr optimistische Einschätzung geht davon aus, dass die Kompression der Krankheit vor dem Tod die finanzielle Auswirkung der Alterung ausgleicht.[7]

[2] Vgl.: Nöthen, M.; 2011
(https://www.destatis.de/DE/Publikationen/WirtschaftStatistik/Gesundheitswesen/FrageAlter.pdf;jsessionid=0
54699563A4E512F43F34D1F6A3D69A4.InternetLive2?__blob=publicationFile)
[3] Vgl.: Fries; 1980
[4] Vgl.: Kühn; 2005
[5] Vgl.: Niehaus; 2006
[6] Vgl.: Sachverständigenrat Gesundheit; 2005; S.81 ff.
[7] Vgl.: Kühn; 2005

3.1.1. Voraussetzungen der Kompressionsthese

Die von Fries aufgestellte und seitdem heftig debattierte These, wonach eine absolute oder zumindest relative Morbiditätskompression populationsweit möglich, wenn nicht sogar wahrscheinlich ist, beruht auf zwei zentralen Annahmen.

Die erste Annahme besagt, dass Symptome von vielen Chronisch-irreversibleren Krankheiten durch Prävention hinausgezögert werden können, wie beispielsweise durch körperliche Betätigung, Gewichtsreduktion, den Verzicht auf das Rauchen[8] oder auch Einnahme von Medikamenten bzw. Nahrungsergänzungsmittel mit entsprechend hoher Patienten-Compliance. Für die grundsätzliche Wirksamkeit individueller präventiver Anstrengungen, zumindest bei einigen chronischen Erkrankungen, gibt es eindeutige Belege.[9] Neben diesen verhaltenspräventiven Maßnahmen seitens des Individuums können auch staatliche Maßnahmen im Rahmen der sogenannten Verhaltensprävention die Exposition der Bürger gegenüber Risikofaktoren für chronische Erkrankungen günstig beeinflussen. Es sei hier z.B. an die staatlich verordneten Höchstwerte für Emissionen bzw. Immissionen von gesundheitsschädigenden Verunreinigungen der Atemluft genannt. Die Durchführung entsprechender Maßnahmen haben in letzter Zeit mit den „Diesel - Fahrverboten" in Großstätten an Wichtigkeit zugenommen. Darüber hinaus können auch früherkennungs- oder allgemein Vorsorgeuntersuchungen mit gegebenenfalls frühzeitig eingeleiteten Maßnahmen wie chirurgischen Eingriffen, Bestrahlungen oder Medikation die klinische Manifestation dabei helfen eine Krankheit hinauszuzögern oder ganz zu verhindern.[10] Nicht zuletzt sei an dieser Stelle erwähnt, dass viele chronische Erkrankungen auch mit psychosozialen Stressfaktoren und Lebensereignissen in Verbindung stehen. Es ist also zu erwarten, dass verstärkte psychologische oder seelsorgerische Beistände in derartigen Situationen ebenfalls positive Auswirkung auf die geförderte Gesundheit haben.

Die zweite Annahme nach Fries besagt, dass frühe konsequente präventive Anstrengungen das Alter beim Überschreiten der Symptomschwelle chronische Morbidität so weit hinausgezögert wird, dass diese Schwelle gar nicht erreicht wird und das betreffende Individuum daher von chronisch-irreversiblen Krankheiten ganz verschont bleibt.[11] Die Wahrscheinlichkeit eines „natürlichen" Todes ohne vorangegangene Krankheit ist nach dieser These sehr hoch, zumal es auch noch sehr wahrscheinlich ist das eine weitere Lebenserwartungssteigerung eintritt.

3.1.2. Medizinische bzw. epidemiologische Belege der Kompressionsthese

Die überzeugendsten Belege für die Möglichkeit einer Kompression der Morbidität würden idealerweise aus eine sogenannte *„prospektiven"* (die Probandengruppen würden im

---

[8] Vgl.: Fries; 1980; S.133
[9] Vgl.: Schwartz et al.; 2000
[10] Vgl.: Schwartz et al.; 2000; S.151-152
[11] Vgl.: Fries; 1980; S.133

Zeitablauf verfolgt), „kontrollierten" (Gruppe ohne den Präventionsmaßnahmen funktioniert als Kontrollgruppe – zum Vergleich), „randomisierten" (Zuteilung der Versuchspersonen zu den Gruppen erfolgt nach Zufallsprinzip) und womöglich noch „doppelblinden" (die jeweilige Gruppenzugehörigkeit ist weder den Studienteilnehmern noch dem behandelndem Arzt bekannt) Studien zu den Auswirkungen bestimmter präventiver Maßnahmen auf Morbidität und Mortalität gewonnen. Diese Studie könnte z.B. wie folgt durchgeführt werden: eine gesunde Untersuchungspopulation würde per Zufall in zwei Gruppen aufgeteilt. Eine ist die „Versuchsgruppe", bei der die präventiven Maßnahmen wie Beispielweise die Gabe einer Mineralstofflösung zum Einsatz kommt. Die andere „Kontrollgruppe" bekommt stattdessen ein Placebo. Nach Durchführung der Studie unter den o.g. Aspekten, wird die Wirksamkeit der Präventionsmaßnahmen zur Krankheitsvermeidung anhand des Vergleichs von Inzidenz- und Sterberaten der beiden Gruppen statistisch beurteilt.

Natürlich gibt es Unmengen von derartigen Präventionsstudien, die meisten lassen allerdings keine relevanten Rückschlüsse auf die Morbiditätskompressionsthese zu, da sie als Indikatoren für die Wirksamkeit einer konkreten Präventionsmaßnahme entweder nur Morbiditäts- oder aber nur Mortalitätsmaße verwenden.[12] Zwei derartige Studien, die zumindest die relative Variante der Morbiditätskompressionsthese stützen, werden doch als signifikant bewertet.

Zum einem wurde eine groß angelegte (22.071 Teilnehmer), randomisierte, doppelblinde und Placebo kontrollierte „Physicians´Health Study" durchgeführt, in der der Einfluss der präventiven Einnahme von geringen Dosen Aspirin (325 mg. täglich) auf die kardiovaskuläre Morbidität und die Gesamtmortalität untersucht wurde. Nach Ablauf von 60,2 Monaten konnte die Versuchsgruppe gegenüber der Kontrollgruppe zwar nur 4% weniger Sterbefälle aufweisen, dagegen war aber bei der Versuchsgruppe ein um 41% statistisch signifikant niedrigeres Risiko für einen nicht-tödlichen akuten Myokardinfarkt nachgewiesen.[13]

Die zweite erwähnte Studie wurde im Jahr 1996 von LaCroix et al. durchgeführt. Die Ergebnisse der Studie haben den positiven Einfluss des Spazierengehens (bei mehr als 4 Stunden in der Woche) auf die allgemeine Sterbewahrscheinlichkeit sowie das Risiko wegen einer kardiovaskulären Krankheit ins Krankenhaus eingewiesen zu werden beobachtet. Diese Studie war mit 1645 herzkrankheitfreien und auch sonst gesunden Teilnehmern durchgeführt worden die mindestens 65 Jahre alt waren. Die Ergebnisse zeigten ein um 27% statistisch signifikant geringeres Risiko einer stationären Aufnahme aufgrund einer kardiovaskulären Erkrankung und ein um 9% geringeres Sterberisiko.[14]

Diese beiden Studien stützen also deutlich die beschriebene Kompressionsthese, zeigen die hohe Wirksamkeit von Prävention und lassen die Wichtigkeit des doch sehr „neuen" deutschen Präventionsgesetzes vom Juli 2015 und die damit verbundene „Präventions-Gesundheitspolitik" nachvollziehen.

---

[12] Vgl.: Cischinsky; 2007; S.23
[13] Vgl.: Cischinsky; 2007; S.24
[14] Vgl.: Cischinsky; 2007; S.25

3.2. Die Morbiditätsexpansionsthese (Medikalisierungsthese)

Die Morbiditätsexpansionsthese geht dagegen davon aus, dass die durch höhere Lebenserwartung gewonnene Jahre in immer größeren Maßen in Krankheit und Behinderung verbracht werden. Die steigende Lebenserwartung wird um den Preis insgesamt höherer Gesundheitsausgaben erzielt. Diese Theorie hat in Jahr 1977 Gruenberg in seiner Veröffentlichung beschrieben. Demnach ermöglichten bzw. verbesserten verschiedene medizinische Innovationen die Handhabung der mit chronischen Krankheiten einhergehenden und zuvor tödlich verlaufenen Komplikationen, konnten jedoch das voranschreiten der eigentlichen chronischen Krankheit nicht aufhalten. Gruenberg denkt dabei weniger an den Einsatz z.b. von Herz-Lungen-Maschinen bei bereits hirntoten Patienten, sondern viel mehr an derartige medizinische Innovationen wie die Entdeckung von Insulin im Jahr 1922, das die Lebenserwartung von Diabetikern dramatisch erhöhte, ohne jedoch Diabetes ursächlich behandeln und damit heilen zu können.[15]

Eine Modifikation der von Gruenberg beschriebenen Morbiditätsexpansion stellt das Konzept von Manton dar, der von den „disease management efforts" spricht. Während der Gruenberg über der besseren Handhabung tödlicher Komplikationen schreibt, macht Manton die Verlangsamung des Vorschreitens der Krankheiten durch sowohl medizinisch-therapeutische Ansätze wie beispielsweise die Medikation, Bestrahlung usw. als auch durch individuellen Verhaltensmodifikationen wie Übergewichtsreduktion oder Ernährungsumstellung[16] dafür verantwortlich. Dabei wird eine Ähnlichkeit zur der Morbiditätskompressionsthese nach Fries sehr gut erkennbar. An diese Stelle kreuzen sich also die beiden Thesen und machen deutlich, dass es entscheidend ist aus welchem Blickwinkel der Umgang mit einer chronischen Krankheit betrachtet wird. Es erinnert sehr stark an das berühmte „halb-volle" oder „halb-leere" Glas.

Nicht zuletzt lässt sich auch nicht immer einfach feststellen, was zum medizinisch-technischen Fortschritt und was zur Medikalisierung zählt. Denn natürlich führt gerade medizinisch-technischer Fortschritt zur Medikalisierung, wenn z.B. ein Dialysegerät entwickelt wird und damit ein Nierenpatient zwangsläufig in die Gruppe der chronisch kranken Patienten „umsteigt". Für die Kostenentwicklung ist es deshalb unwichtig die Ausgaben exakt der richtige „Kostenstelle" zuzuordnen. Entscheidend ist es hier die Gesamtkosten, die durch die höhere Lebenserwartung auftreten, zu steuern und die damit verbundene Finanzierbarkeit des Gesundheitssystems zu sichern.

4. Fazit

Einer gängigen Annahme zufolge führen die höheren Lebenserwartungen und wachsende Bedürfnisse älterer Bevölkerungsgruppen zu einer untragbaren Kostensteigerung im Gesundheitswesen. In der Realität ist das Bild jedoch alles andere als klar. Tatsächlich entstehen, unabhängig von Lebensalter, die höchsten Gesundheitskosten in den letzten ein oder zwei Lebensjahren.[17] Auch die mit den letzten Lebensjahren verbundene höheren

---

[15] Vgl.: Cischinsky; 2007; S.28
[16] Vgl.: Cischinsky; 2007; S.30
[17] Vgl.: WHO; 2016; S.22

Kosten sind in den ältesten Altersgruppen offenbar niedriger als in jüngeren Altersgruppen[18] zumal sich in Zukunft höhere Ausgaben in Gesundheitswesen für die jüngere Bevölkerung andeuten, wie es in Abbildung 1 zu sehen ist.

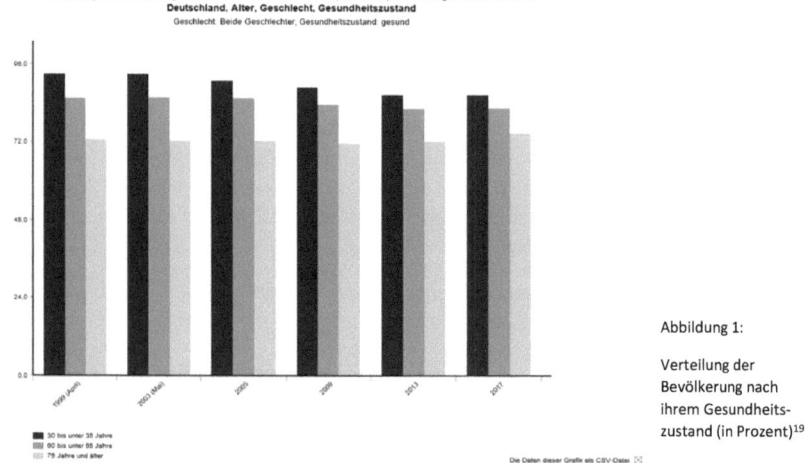

Abbildung 1:

Verteilung der Bevölkerung nach ihrem Gesundheits- zustand (in Prozent)[19]

Das Bild zeigt deutlich, dass sich entgegen der Erwartung immer weniger jüngere Menschen (30-35 Jahren) gesund fühlen, ganz im Gegensatz zur der ältesten Population (75 Jahre und älter) bei denen dieser Messwert eindeutig steigt.

Aufgabe C2

1. Aufgabestellung

Die Gesundheitsberichterstattung in Deutschland: Setzen Sie sich detailliert mit den Zielen, den Aufgaben und deren Nutzungsmöglichkeiten auseinander. Was sind in diesem Kontext die Hauptaktivitäten des Robert Koch-Instituts und des Statistischen Bundesamtes in Wiesbaden?

2. Einleitung - Allgemeines zur Gesundheitsberichterstattung des Bundes

„Die Gesundheitsberichterstattung des Bundes (GBE) berichtet regelmäßig über die gesundheitliche Situation der Bevölkerung in Deutschland. Das Themenspektrum ist vielfältig und reicht von Krankheiten und Beschwerden über das Gesundheitsverhalten und

---

[18] Vgl.:WHO; 2016; S.23-25   Weltbericht über altern und Gesundheit
[19] Statistischer Bundesamt; 12.11.2018   http://www.gbe-bund.de/oowa921-install/servlet/oowa/aw92/WS0100/_XWD_FORMPROC#SVG

Risikofaktoren bis hin zur medizinischen und pflegerischen Versorgung und der damit verbundenen Kosten"[20]

Ohne das Wissen über gesundheitliche Gefährdungen, über das Ausmaß und die Verteilung von Krankheiten und Todesursachen oder über die Stärken und Schwächen des Versorgungssystems kann Gesundheitspolitik kaum effizient sein.

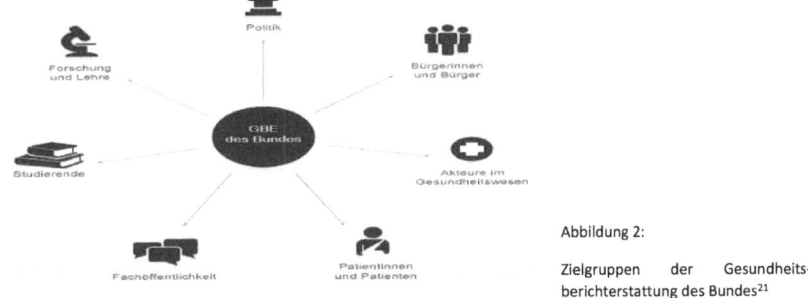

Abbildung 2:

Zielgruppen der Gesundheits-berichterstattung des Bundes[21]

Gesundheitsberichterstattung hat in Deutschland als bevölkerungsbezogene Information über die gesundheitlichen Risiken und die gesundheitliche Lage eine lange Tradition. Sozialmedizin und Sozialepidemiologie genossen hier im 19. und anfangs des 20.Jahrhundert einen hohen Stellenwert.[22] Der Gesundheitsberichterstattung und der Versorgungsforschung kommt in dieser Hinsicht eine Schlüsselfunktion zu. Ziel ist die Bereitstellung der richtigen Informationen zur richtigen Zeit am richtigen Ort und das in geeigneter Form. Gesundheitsberichterstattung schafft Transparenz durch Information und Evaluation in Gesundheitssektor. Dies ermöglicht den Entscheidungsträgern die nötige Kompetenz in der Orientierung und Problemwahrnehmung.[23] Im Mittelpunk stehen dann die Informationen zu Gesundheitsgefährdungen und – problemen sowie über die Bewältigung dieser. Die wichtigsten Aufgaben in diesem Bereich sind wie folgt:

- ✓ Informationen bereitzustellen und Wissen zu verbessern
- ✓ Bei der politischen Entscheidungs- und Handlungsorientierung zu helfen
- ✓ Die öffentliche Auseinandersetzung mit Gesundheit und Gesundheitspolitik anzuregen
- ✓ Die Handlungseffekte getroffener Maßnahmen zu überprüfen[24]

Gesundheitsberichterstattung wird also als eine Brücke zur Gesundheitspolitik verstanden und beinhaltet folgende vier wichtiger Berichterstattungsbereiche:

2.1. Risikoberichterstattung

- die Berichterstattung über die gesundheitlichen Belastungen und Ressourcen, mit Informationen zum Beispiel über die Verteilung von Einkommen, über die Verteilung von

---

[20] Robert-Koch-Institut; 12.10.2018
[21] Robert-Koch-Institut; 12.10.2018
[22] Vgl.: Rosenbrock/Gerlinger; 2005; S.50
[23] Vgl.: Wildner/Weitkunat; 1998; S.11
[24] Vgl.: Rosenbrock/Gerlinger; 2005; S.48

Arbeitszeitregimes, Arbeitsbelastung, Arbeitslosigkeit und ihrer absehbaren gesundheitlichen Folgen kann risikobezogene Gesundheitsberichterstattung. Sie kann dazu beitragen, Entscheidungsparameter in solchen Politikfeldern zu präzisieren, die nicht primär gesundheitspolitisch ausgehandelt werden, also zum Beispiel in der Arbeits- und Tarifpolitik, die als „Implizite Gesundheitspolitik" bezeichnet werden. Gesundheitsrelevante Indikatoren der sozialen Schichtung, zumindest nach den Variablen Einkommen, Bildung und Beruf, bilden angesichts der fortbestehenden schichtenspezifischer Morbiditäts- und Mortalitätsunterschiede[25] ein ebenso zentrales Element der Risikoberichterstattung wie die Mitteilungen über die Verbreitung gesundheitsgefährdenden Verhaltens wie z.b. Ernährung, Konsum von legalen und illegalen Drogen, Risikoverhalten im Straßenverkehr usw.

Primär- und Sekundärprävention benötigt viele Daten um entsprechende Maßnahmen zu entwickeln. Aus diesem Grund werden oft auch wissenschaftlich noch nicht vollständig geklärte Gefährdungen beschrieben um auch eventuelle Gefahren zu vermeiden. Dieser Vorgang ist durch die Erfahrungen aus der Historie gerechtfertigt.

2.2. Krankheitsberichterstattung
- die Berichterstattung über Umfang, Art und Verteilung von Erkrankungen die geschlechts- regions-, arbeits- und schichtenspezifische Erfassung von Erkrankungen und Todesursachen in einer Gesellschaft umfasst. Sie dient zum einem dazu die Verbreitung und Verbreitungsgeschwindigkeit gesundheitlicher Gefahr zu erfassen, zum anderem ist sie eine wesentliche Voraussetzung für die Planung und Steuerung des Versorgungssystems. Gleichzeitig erfüllt die Krankheitsberichterstattung die Funktion der Ergebnisermittlung von aktuell praktizierter Gesundheitspolitik, der eingeschlagenen Präventionsstrategie und der Evaluation von Versorgungseinrichtungen. Die Krankheitsberichterstattung gibt oft auch der Risikoberichterstattung wertvolle Hinweise.[26]

2.3. Versorgungsberichterstattung
- die Berichterstattung über die Ausstattung und Leistungen einschließlich der Finanzierung der gesundheitsbezogenen Institutionen. Dies betrifft die Einrichtungen des Krankenversorgungssystems inklusive Pflege- und Rehabilitationseinrichtungen im Hinblick auf ihre institutionelle Gliederung und Ihre Funktionen, ihre Zusammensetzung nach Berufsgruppen, ihre technische Ausstattung, ihre territoriale Verteilung und Ihre Finanzierung. Gleichzeitig erstreckt sich die Versorgungsberichterstattung auch auf die Gesundheitsämter, Sozialstationen, Arbeitsschutz, Selbsthilfegruppen, Gesundheitsinstitutionen usw. Wichtig sind hier auch verschiedene Versicherten- und Patientenbefragungen. Die Informationsdatenlage über personellen, finanziellen und technischen Kapazitäten und Leistungen bietet einen guten Überblick, dagegen sind die Informationsmengen zu den nicht-medizinischen und nicht-professionellen Leistungen in Prävention und Krankenversorgung sehr unbefriedigend. Ein Mangel bei der Informationsbeschaffung stellt die Ermittlung von Indikatoren der Leistungsqualität da. Im Bereich der Versorgungsforschung besteht also noch Bedarf an Verbesserungen.[27]

[25] Vgl.: Mielck; 2000
[26] Vgl.: Rosenbrock/Gerlinger; 2005; S.49
[27] Vgl.: Rosenbrock/Gerlinger; 2005; S.50

2.4. Politikberichterstattung

- die Politikberichterstattung informiert über Gründe, Verlauf und Ergebnisse von erfolgreichen oder auch erfolglosen Initiativen privater und staatlicher Akteure zur Verbesserung von Präventionen und Krankenversorgung. Ein wichtiges Ziel ist dabei, durch die kollektive Erfahrungsbildung die sonst problematische Wirksamkeitsevaluierung darzustellen. Grundsätzlich sollte auch die Politikberichterstattung auf einem einfachen Niveau erfolgen und an den jeweiligen Anwender angepasst sein. Auf Bundesebene wird die Berichterstattung durch das statistische Bundesamt koordiniert.

2.5. Wichtige Datenquellen für eine Gesundheitsberichterstattung

Um verlässliche und aktuelle Daten für die Bundesberichterstattung zu erlangen bedarf es verlässlicher Quellen und den Kontakt zu diesen zu pflegen. Folgende Informationsquellen stehen für die Gesundheitsberichterstattung zur Verfügung:

Wichtige Datenquellen	Datenquellen In Detail
Europäische Union	Europäische Kommission; Europäische Stiftung zur Verbesserung der Lebens- und Arbeitsbedingungen
Statistische Ämter des Bundes und der Länder	Routinedaten (z.B. Todesursachen- Statistik, Krankenhausstatistik, Einkommensstatistik); Mikrozensus
Regelmäßige Erhebungen	Sozioökonomisches Panel; Gesundheitssurvey; Erhebung des Bundesinstituts für Berufsbildung(BIBB)
Weitere staatliche bzw. öffentliche Einrichtungen	Gesundheitsämter; Landesämter für Arbeitsschutz; Gewerbeaufsichtsämter
Sozialversicherungsträger	Krankenkassen; Pflegekassen; Renten- und Unfallversicherung; Bundesagentur für Arbeit
Leistungserbringer bzw. Organisationen der Leistungserbringer in Gesundheits- wesen	Bundes- und Landesärztekammer; Kassenärztliche Vereinigung; Krankenhäuser
Unternehmen	Ergebnisse der Belastungsforschung; GKV- Routinedate (Krankheitsartenstatistik); Beschäftigtenbefragungen über wahrgenommene Belastungen; Gefährdungsanalysen nach dem Arbeitsschutz

Tabelle 1: Wichtige Datenquellen für eine Gesundheitsberichterstattung (Auswahl)[28]

3. Robert-Koch-Institut

„Das Robert Koch-Institut, 1891 gegründet, ist eine der ältesten biomedizinischen Forschungseinrichtungen der Welt und das nationale Public-Health-Institut für Deutschland. Mit Public Health wird die Gesundheit der Bevölkerung bezeichnet.

Die wichtigsten Arbeitsbereiche des Robert Koch-Instituts sind die Bekämpfung von Infektionskrankheiten und die Analyse langfristiger gesundheitlicher Trends in der

---

[28] Vgl.: Rosenbrock/Gerlinger; 2005; S.51

Bevölkerung. Im Hinblick auf das Erkennen neuer gesundheitlicher Risiken nimmt das RKI eine "Antennen-funktion" im Sinne eines Frühwarnsystems wahr."[29]

Das Robert Koch-Institut hat das Ziel, die Bevölkerung vor Krankheiten zu schützen und ihren Gesundheitszustand zu verbessern. Daran arbeiten 1.100 Menschen aus 90 verschiedenen Berufen, davon rund 450 Wissenschaftler.[30]

Die Gesundheitsberichterstattung des Bundes (GBE) beschreibt auf der Grundlage der Daten des vom Robert Koch-Instituts (RKI) durchgeführten Gesundheitsmonitorings sowie anderer vorhandener Datenquellen das Gesundheitswesen in Deutschland und den Gesundheitszustand der Bevölkerung. Anhand ausgewählter Themen wird das gesamte Spektrum von den Rahmenbedingungen und der gesundheitlichen Lage über das Gesundheitsverhalten und die Gesundheitsgefährdungen, einzelnen wichtigen Krankheiten, Leistungen und Inanspruchnahme bis hin zu Kosten und Finanzierung des Gesundheitswesens in einer auch für interessierte Laien verständlichen Form dargestellt und die entsprechende Datenbasis zugänglich gemacht.

Das Gesundheitsmonitoring am Robert Koch-Institut hat die Aufgabe, kontinuierlich Entwicklungen im Krankheitsgeschehen sowie im Gesundheits- und Risikoverhalten in Deutschland zu beobachten. Das Robert Koch-Institut erhebt kontinuierlich Daten zur gesundheitlichen Lage der in Deutschland lebenden Bevölkerung.

Darüber hinaus sollen Trends und Veränderungen der gesundheitlichen Lage identifiziert werden und diese im Verhältnis zu bisherigen oder zukünftigen Präventionsmaßnahmen analysiert werden. Das Gesundheitsmonitoring findet im Auftrag des Bundesministeriums für Gesundheit statt.

Zentraler Bestandteil des Gesundheitsmonitoring am RKI sind die drei Gesundheitsstudien KiGGS (Studie zur Gesundheit von Kindern und Jugendlichen in Deutschland), DEGS (Studie zur Gesundheit Erwachsener in Deutschland) und GEDA (Gesundheit in Deutschland aktuell).

Innerhalb der Studien werden regelmäßig in Deutschland lebende Kinder, Jugendliche und Erwachsene befragt und untersucht. Die Studienergebnisse ermöglichen für Deutschland repräsentative Aussagen zur gesundheitlichen Lage. Zusammen mit weiteren Informationsquellen – wie beispielsweise den Krebsregisterdaten – schaffen die Studien des Gesundheitsmonitorings eine umfassende Daten- und Informationsgrundlage für Gesundheitspolitik und Forschung. Die drei Gesundheitsstudien KiGGS, DEGS und GEDA ermöglichen repräsentative Aussagen zur gesundheitlichen Lage der Bevölkerung und sind die Grundlage des Berichts „Gesundheit in Deutschland".[31] Daneben wurden ebenfalls belastbare und qualitätsgesicherte Daten und Ergebnisse anderer epidemiologischer Studien sowie amtlicher Statistiken genutzt.

---

[29] Robert-Koch-Institut; 12.11.2018
https://www.rki.de/DE/Content/Institut/OrgEinheiten/orgeinheiten_node.html
[30] Robert-Koch-Institut; Flyer; 12.11.2018
[31] Vgl. Robert-Koch-Institut; 14.11.2018
https://www.rki.de/DE/Content/Gesundheitsmonitoring/Gesundheitsberichterstattung/GesInDtld/GesInDtld_node.html

Der Bericht „Gesundheit in Deutschland" ist eine wichtige Informationsbasis und Orientierung für die Wissenschaft und für Akteure, die Prozesse und Maßnahmen zur Verbesserung der Gesundheit gestalten. Er unterstützt damit evidenzbasierte Entscheidungen für mehr Gesundheit in Deutschland.

Die Ergebnisse aus dem Gesundheitsmonitoring fließen in die Publikationen der Gesundheitsberichterstattung des Bundes am RKI ein. Darüber hinaus sind die erhobenen Daten eine Grundlage für epidemiologische Forschungsarbeiten am RKI. Dies geschieht nicht selten in Kooperation mit anderen wissenschaftlichen Einrichtungen. Für die Fachöffentlichkeit besteht die Möglichkeit, die Daten des Gesundheitsmonitorings als Public Use File für eigene Auswertungen einzusetzen.

4. Statistisches Bundesamt

Das Statistisches Bundesamt hat den Auftrag, statistische Informationen bereitzustellen und zu verbreiten. Diese Informationen müssen objektiv, unabhängig und qualitativ hochwertig sein. Sie stehen allen zur Verfügung: Politik, Verwaltung, Wirtschaft sowie Bürgerinnen und Bürgern. Das Bundesstatistikgesetz definiert die Aufgaben des Statistischen Bundesamtes. Die bundesweiten Statistiken werden zusammen mit den Statistischen Ämtern der Länder durchgeführt. Die Bundesstatistik ist also weitgehend dezentral organisiert.

Die wichtigste Aufgabe des Statistisches Bundesamtes ist es dafür zu sorgen, dass die Bundesstatistiken überschneidungsfrei, nach einheitlichen Methoden und termingerecht durchgeführt werden. Aus diesem Grund sind die einzelnen Statistiken methodisch und technisch vorbereitet, das dazu benötigten Programm der Bundesstatistik wird stetig weiterentwickelt, die Statistiken werden untereinander koordiniert, die Bundesergebnisse zusammengestellt und veröffentlicht.

Die Statistischen Ämter der Länder sind in der Regel dafür zuständig, die Erhebungen durchzuführen und bis zum Landesergebnis aufzubereiten.[32]

5. Das Informationssystem der Gesundheitsberichterstattung des Bundes

Seit Anfang 1999 ist die GBE des Bundes aus der Forschungsphase in die Routine übergegangen und seitdem gemeinsame Aufgabe des Robert Koch-Instituts und des Statistischen Bundesamts. Das Robert Koch-Institut trägt die fachliche Verantwortung für die GBE des Bundes und koordiniert das Berichtssystem. Aufgabe des Statistischen Bundesamts ist der Betrieb des Informations- und Dokumentationszentrums "Gesundheitsdaten". Die politische Verantwortung für die GBE des Bundes liegt beim Bundesministerium für Gesundheit. Die Zusammenarbeit gewährleistet, dass über valide und aktuelle Daten hinaus fundierte statistische, medizinische und epidemiologische Fachkenntnisse für die Gesundheitsberichterstattung genutzt werden können. Das Informationssystem bietet kostenfrei über drei Milliarden Zahlen und Kennziffern in Form von übersichtlichen Tabellen.

---

[32] Vgl.: Statistisches Bundesamt; 14.11.2018
https://www.destatis.de/DE/UeberUns/UnsereAufgaben/Bundesstatistiken/Bundesstatistiken.html

Die Online-Datenbank der Gesundheitsberichterstattung (GBE) des Bundes führt Gesundheitsdaten und Gesundheitsinformationen aus über 100 verschiedenen Quellen an zentraler Stelle zusammen, darunter viele Erhebungen der Statistischen Ämter des Bundes und der Länder, aber auch Erhebungen zahlreicher weiterer Institutionen aus dem Gesundheitsbereich.

Als Ergänzung der fortlaufend erscheinenden Themenhefte der Gesundheitsberichterstattung des Bundes gibt das Robert Koch-Institut die Reihe "Beiträge zur Gesundheitsberichterstattung des Bundes" heraus. Die in loser Folge erscheinenden Veröffentlichungen bieten den Lesern zusätzliche, vertiefende Informationen zu wichtigen Aspekten der Gesundheitsberichterstattung.

Weitere Form der Information Möglichkeit ist eine neue Publikationsform zu aktuellen Themen und Fragestellungen, die „GBE kompakt", die zeitnah aussagekräftige Daten und Fakten zur Gesundheit bereitstellt und diese anschaulich und allgemein verständlich präsentiert. Diese Reihe richtet sich an ein breites Publikum und soll die Presse- und Öffentlichkeitsarbeit der GBE des Bundes unterstützen. Die Veröffentlichung erfolgt ausschließlich in elektronischer Form.[33]

6. Fazit

Erstmal wurde ein Bundesgesundheitsbericht im Jahr 1998 veröffentlicht und erscheint seitdem unregelmäßig mit Informationen zu Einzelthemen. Noch vor nicht so lange Zeit hatte die Berichterstattung allerdings im Vergleich mit anderen Ländern wie Großbritannien und skandinavische Länder Defizite im Bereich von handlungsleitenden Informationen über die Art, Umfang und Verteilung von Gesundheitsrisiken, Erkrankungen und Todesfällen, sowie über präventiven und kurativen Maßnahmen. Besonders gravierend ist aber nach wie vor der Mangel an Daten über den Zusammenhang von Sozialer Lage und Gesundheit, da die Erhebung von nötigen Primärdaten oft aufwendig und entsprechend kostspielig ist. Es lässt sich auch vermuten, dass politische Gründe ebenso ein Hindernis für die optimale Gesundheitsberichterstattung darstellen, denn gesundheitsbezogene Zustand-Beschreibungen sind nicht immer erwünscht. Macht- und Interessenkoalitionen sind oft diejenige die für die Auswahl der zu bearbeitende Gesundheitsprobleme sowie die begünstigtste Zielgruppe und schließlich auch für die Strategien und Maßnahmen zuständig sind.[34]

Als Privatperson würde ich mir eventuell auch noch mehr Zusammenarbeit zwischen GBE und Bundeszentrale für gesundheitliche Aufklärung wünschen, denn nur weniger Laien wissen, dass es so ein Informationssystem der Gesundheitsberichterstattung überhaupt gibt. Eine Aufklärung darüber würde bestimmt das Wissen über Gesundheitsfragen allgemein verbessern.

---

[33] GBE-Bund; 14.12.2018
http://www.gbe-bund.de/gbe10/isgbe.prc_get_clob_text?p_uid=gast&p_aid=0&p_sprache=D&p_th_id=50230&p_proc=PRC_PRODUKTE&p_text_name=Produkte
[34] Vgl.: Rosenbrock/Gerlinger; 2005; S.51

Mittlerweile zeichnet sich jedoch ein Trend hin zu einer stärkeren Praxisorientierung der Gesundheitsberichte nach dem Motto „Daten für Taten" ab.

Aufgabe C3

1. Aufgabestellung

Wohlfahrtsstaaten werden sowohl durch eine institutionelle als auch eine politisch ideologische und soziokulturelle Dimension bestimmt. Folglich muss der moderne Sozialstaat mehrdimensional gedacht werden. Beschreiben Sie drei Grundeinstellungen zur Behandlung bzw. Lösung sozialer Probleme.

2. Einleitung - Sozial- / Wohlfahrtstaat

Die Entwicklung des modernen Sozial-/Wohlfahrtsstaates hat vor rund 125 Jahren mit der Entwicklung staatlicher Sozialversicherungssysteme in Westeuropa ihren Anfang genommen. Jeder moderne Nationalstaat betreibt heute Sozialpolitik. Ein Sozialstaat macht aus ihm aber erst deren Reichweite, Qualität und Quantität. Während in anderen Ländern dafür üblicherweise der Begriff „Wohlfahrtsstaat" verwand wird, ist in Deutschland zumindest in der politischen Diskussion nach wie vor der Begriff „Sozialstaat" üblicher. Beide Begriffe werden synonym verwendet, auch wenn einzelne Wissenschaftler versucht haben, die Begriffe voneinander abzugrenzen, wie die beiden Definitionen belegen:

„Sozialstaat" - Definition

„...neben den Prinzipien der Demokratie und des Rechtsstaates eine für alle Staatsgewalten rechtsverbindliche Grundentscheidung des Grundgesetzes (Art. 20 I). Hierdurch wird in erster Linie der Gesetzgeber zur Schaffung sozialer Gerechtigkeit (Abbau sozialer Ungleichheit, Schutz der sozial Schwachen; vgl. Sozialhilfe) und sozialer Sicherheit (soziale Sicherungssysteme; vgl. soziale Sicherung, Sozialversicherung) verpflichtet. Dabei steht ihm ein regelmäßig weiter Gestaltungsspielraum zu, sodass konkrete Handlungspflichten oder subjektive Rechte aus dem Prinzip des Sozialstaates regelmäßig nicht abgeleitet werden können."[35]

vs.

„Wohlfahrtstaat – Definition"

„Der Wohlfahrtsstaat entstand - parallel zum Sozialstaat - als Grundmodell der Sozialpolitik moderner Wettbewerbsgesellschaften in den angelsächsischen und skandinavischen Ländern. In ihm genießt die staatliche Verantwortung für die Gewährleistung grundlegender Menschenrechte („sozialer Grundrechte") und für die Daseinsvorsorge seiner Einwohner bei

---

[35] Wirtschaftslexikon Gabler; 14.11.2018 https://wirtschaftslexikon.gabler.de/definition/sozialstaat-43496/version-266825

der grundsätzlichen Ausgestaltung der Sozialpolitik Vorrang vor der individuellen Eigenvorsorge."[36]

Das Ziel der Sozial- und Wohlfahrtspolitik ist aber auf jeden Fall sehr ähnlich, wenn nicht identisch. Beide zielen in erste Linie zur eine weitgehende Chancengleichheit und Selbstbestimmung der Individuen in Bezug auf lebenslange Einkommenssicherung, Gesundheit, Kindererziehung, Wohnen und Bildung. Nicht zuletzt wird es auch angestrebt die ungleiche Partizipationsmöglichkeit am gesellschaftlichen und politischen Leben abzubauen. Nach Barr sind die Ziele in kürze so zusammengestellt:

- ✓ Effizienz
- ✓ Sicherung des Lebensstandards und ökonomische Sicherheit
- ✓ Verringerung von Ungleichheit
- ✓ Soziale Integration
- ✓ Administrative Durchführbarkeit[37]

3. Sozial- / Wohlfahrtsstaatenmodelle

Eine wichtige Rolle bei dem Vergleichen von Sozial- und Wohlfahrtstaaten ist der Vergleich auf der Ebene des Nationalstaates. Die einzelnen Wohlfahrtstaaten unterscheiden sich unter anderem hinsichtlich der Leistungsdichte, der Anspruchsvoraussetzungen und der Art wie Sozialleistungen finanziert und erbracht werden. Früher wurden die Sozial-/Wohlfahrtsstaaten in einen Bismarck- (Versicherungsmodel nach Otto von Bismarck, 1883) und Beveridge- (Fürsorgemodell nach William Beveridge 1942) Typ unterschieden. Seit den 1990er Jahren hat sich eine Unterteilung nach dem dänischen Soziologen Esping-Andersen in drei Typen etabliert (näher in Absatz 3.1.-3.3. beschrieben): liberale Modelle, konservative Modelle und sozialdemokratische Modelle. Später wurden noch zwei weiter Typen klassifiziert, der Rudimentären (oder mediterrane) Wohlfahrtstaat und die postsozialistische Wohlfahrtstaaten Osteuropas die alten und neuen Systemelemente kombinieren.

Die Kategorisierung orientiert sich dabei an der Logik des Verhältnisses zwischen Staat und Markt in der Bereitstellung sozialer Leistungen, an Modus und Qualität der Leistungen und an der Wirkung von Sozialpolitik auf soziale Schichtung und gesellschaftliche Machtverteilung.

3.1. Die konservativen Sozial-/Wohlfahrtstaaten

Die konservativen (oder kontinentaleuropäische) Sozial-/Wohlfahrtstaaten sind durch das Bismarcksche Sozialversicherungsmodell geprägt. Versicherungsleistungen stehen hier im Vordergrund. Die starke Verbindung von Lohnarbeit mit sozialen Ansprüchen führt allerdings auch dazu, dass z.B. Frauen die nicht in Erwerbsleben stehen, häufig von Sozialleistungen ausgeschlossen bleiben. Die umverteilende Wirkung von Sozialleistungen ist bei diesem Typ gering. Beispiele für diesen Typ sind Länder wie Deutschland, Frankreich und Österreich. Die Hauptmerkmale dieses Modells sind:

---

[36] Wirtschaftslexikon Gabler; 14.11.2018
[37] Vgl.: Barr, N.; 1992; S. 741-803

- Erhaltung von Status- und Gruppenunterschiede
- Erhaltung traditioneller Familienstrukturen
- Untergeordnete Rolle von Betriebs- und Privatleistungen[38]

3.2. Die Sozialdemokratische Sozial-/Wohlfahrtstaaten

Die Sozialdemokratische (oder skandinavische) Sozial-/Wohlfahrtstaaten werden durch universale Leistungen charakterisiert. Es wird Gleichheit auf hohem Niveau angestrebt und die Anspruchsgrundlage bilden soziale Bürgerrechte. Die Leistungen werden überwiegend aus Steuern finanziert. Die Steuersätze sind entsprechend hoch. Die „Befreiung" von den Zwängen des Marktes (Dekommodifizierung) ist hier am stärksten. Beispiele für diesen Typ sind die skandinavische Länder Schweden, Norwegen, Dänemark und Finnland. Die Hauptmerkmale dieses Modells sind:

- Universale Leistungen
- „Gleichheit höchstens Standards statt Gleichheit der Minimalbedürfnisse"
- Identische Rechte für Arbeiter, Angestellte und Beamte[39]

3.3. Die liberale Sozial-/Wohlfahrtstaaten

Die liberalen (oder angelsächsische) Sozial-/Wohlfahrtstaatsmodell betont vor allem die Rolle des freien Marktes und der Familie. Es ist überwiegend Steuerfinanziert, Transferleistungen sind in der Regel vorab auf Bedürftigkeit geprüft. Die Anspruch Voraussetzungen sind streng und die Leistungen niedrig. Beispiele für diesen Typ sind Kanada, die USA, Großbritannien, Australien und die Schweiz. Die Hauptmerkmale dieses Modells sind:

- Ermunterung privater Wohlfahrt
- Limitierte Sozialleistungen für Niedriglohngruppen
- Strenge Anspruchsvoraussetzungen

4. Fazit

Die den Sozial-/Wohlfahrtsaat konstituierende Idee der Selbstbestimmung und eine stärkere Betonung der individuellen Entscheidungsautonomie führt heute in zunehmende Maße weg von der Ergebnisgerechtigkeit des „alten" Sozialstaates, hin zum modernen Gedanken der Verfahrensgerechtigkeit. Dieses Konzept zielt auf eine Anwendung einfacherer, nicht mehr auf individuelle Besonderheiten zugeschnittener, sondern pauschal für große Gruppen geltender Verfahren ab.

Viele Politiker und Wissenschaftler behaupten oft, dass diese Form der Sozialversorgung zu teuer ist. Manche davon bemühen sich sogar den Wohlfahrtstaat um- bzw. abzubauen. Trotz unterschiedlicher Auffassungen wo und wann die Grenzen von Sozial- zum Wohlfahrtstaat überschritten werden, besteht überwiegend Übereinstimmung, dass die hier in der Arbeit beschriebenen Bereiche der Sozialpolitik und der Sozialordnung nach wie vor die Aufgabe des Staates ist.

---

[38] Vgl.: Bolkovac, M.; 2007
[39] Vgl.: Bolkovac, M.; 2007

Literaturverzeichnis

Barr, N.; Economics of the Welfare State; Oxford; 2012

Begg/Mushövel/Niblett; Europas Sozialstaaten – Zeit zum Handeln; Bertelsmann Stiftung; Gütersloh; 2014

Blome/Keck/Alber; Generationenbeziehungen im Wohlfahrtsstaat; Springer; Zürich; 2018

Bolkovac, M.; Sozialpolitik im internationalen Vergleich; 2007

Böhm/Tesch-Römer/Ziese; Gesundheit und Krankheit im Alter; Berlin; 2009

Cischinsky, H.; Lebenserwartung, Morbidität, und Gesundheitsausgaben; Peter Lang Verlag; Frankfurt; 2007

Der Sachverständigenrat zur Begutachtung der Entwicklung im Gesundheitswesen; 2005

Fries, J.F.; Aging, natural death, and the compression of morbidity; N Engl J Med 1980

Mielck, A.; Krankheit und soziale Ungleichheit; Hans Huber Verlag; Bern; 2000

Niehaus F.; Alter und steigende Lebenserwartung; Köln; 2006

Ochmiansky/ Kühl; Wohlfahrtsstaatische Grundmodelle; 2010

Robert-Koch-Institut; Flyer; 2018

Rosenbrock/Gerlinger; Gesundheitspolitik; Verlag Hans Huber; Bern; 2005

Schwartz et al.; Gesundheit und Gesundheitswesen; München; 2000

Statistisches Bundesamt; Gesundheit im Alter; Wiesbaden; 2012

WHO; Weltbericht über Altern und Gesundheit; 2016

Wildner/Weitkunat; Wörterbuch Public Health; Verlag Hans Huber; Bern; 1998

Internetquellenverzeichnis

GBE-Bund; 14.12.2018   http://www.gbe-bund.de/gbe10/isgbe.prc_get_clob_text?p_uid=gast&p_aid=0&p_sprache=D&p_th_id=50230&p_proc=PRC_PRODUKTE&p_text_name=Produkte;

Kühn, H.; Demografischer Wandel und GKV – Kein Grund zur Panik;
https://www.krvdigital.de/KRV.06.2005.178; 2005

Nöthen, M.; 2011
(https://www.destatis.de/DE/Publikationen/WirtschaftStatistik/Gesundheitswesen/FrageAlter.pdf;jsessionid=054699563A4E512F43F34D1F6A3D69A4.InternetLive2?__blob=publicationFile)

Robert-Koch-Institut; 12.11.2018
https://www.rki.de/DE/Content/Institut/OrgEinheiten/orgeinheiten_node.html

Robert-Koch-Institut; 14.11.2018
https://www.rki.de/DE/Content/Gesundheitsmonitoring/Gesundheitsberichterstattung/GesInDtld/GesInDtld_node.html

Statistischer Bundesamt; 12.11.2018   http://www.gbe-bund.de/oowa921-install/servlet/oowa/aw92/WS0100/_XWD_FORMPROC#SVG

Statistisches Bundesamt; 14.11.2018
https://www.destatis.de/DE/UeberUns/UnsereAufgaben/Bundesstatistiken/Bundesstatistiken.html

Wirtschaftslexikon Gabler; 14.11.2018
https://wirtschaftslexikon.gabler.de/definition/sozialstaat-43496/version-266825

Abbildungs- und Tabellenverzeichnis

Abbildung 1: Verteilung der Bevölkerung nach ihrem Gesundheitszustand

Abbildung 2: Zielgruppen der Gesundheitsberichterstattung des Bundes

Tabelle 1: Wichtige Datenquellen für eine Gesundheitsberichterstattung (Auswahl)

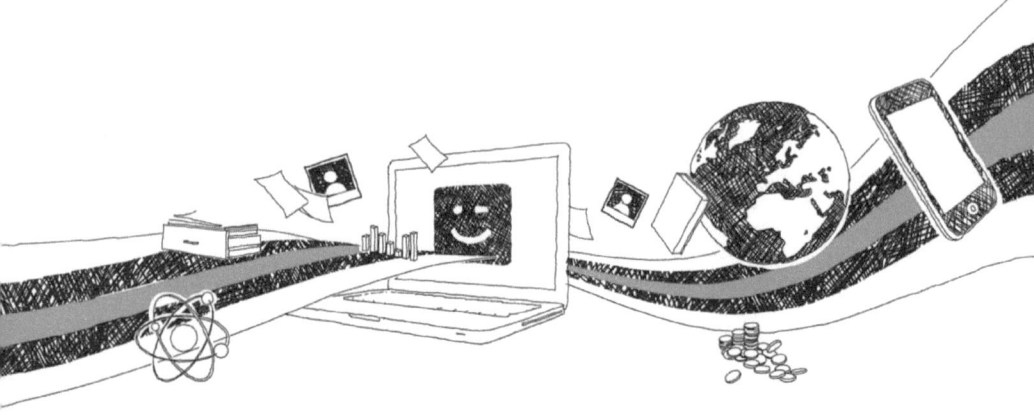
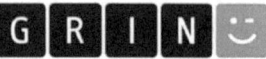